AF585904

LE MASSAGE ET L'ÉLECTRICITÉ

APPLIQUÉS

EN CHIRURGIE ET EN MÉDECINE

LE MASSAGE

ET L'ÉLECTRICITÉ

APPLIQUÉS

En Chirurgie & en Médecine

PAR

FRANÇOIS MACARY

SPÉCIALISTE

LYON

IMPRIMERIE NOUVELLE, RUE FERRANDIÈRE, 52.

1888

DU MASSAGE

EN GÉNÉRAL

Au point de vue Chirurgical & Médical

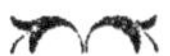

Avec le *Massage*, que nous avons pratiqué depuis quelques années avec succès, nous avons pour but de traiter quelques maladies, dont nous donnons la description plus loin.

Cette médication par les manipulations n'est pas chose neuve. Dans les temps les plus reculés, on s'en est servi ; mais les résultats étaient loin d'atteindre, assurément, ceux qui s'obtiennent aujourd'hui en appliquant le Massage d'une façon méthodique et raisonnée.

C'est à tort qu'il est rejeté par des Médecins, qui ne voient là qu'une manière de faire empruntée aux rhabilleurs ; ceci est une erreur : *les rebouteux ne font pas du Massage.*

Depuis plusieurs années, des Docteurs Suédois, Hollandais, ont su tirer le meilleur parti de cet agent thérapeutique. Le Massage sec, entre leurs mains, a donné de fort beaux résultats ; des cures, pour des affections où la médication courante n'avait apporté aucune amélioration.

Le Dr Mezger, d'Amsterdam, qui est un praticien distingué, voit, aujourd'hui, sa clinique suivie avec attention par de nombreux élèves, et des malades viennent de tous les points de l'Europe pour bénéficier de la pratique du célèbre masseur.

C'est la méthode du Dr Mezger que nous employons, et nous nous en sommes toujours bien trouvé dans les nombreuses applications que nous en avons faites; néanmoins, nous faisons intervenir, pour certaines affections, les douches de vapeur ou d'eau sulfureuse.

Nous n'avons pas la prétention d'en faire une panacée pour la guérison de tous les maux : ce serait égarer les malades et nuire à la médication ; en toute chose, il n'y a rien d'absolu.

En l'appliquant en connaissance de cause après un diagnostic sérieux, si un état diathésique, dont nous parlerons plus loin, ne vient pas contre-indiquer son emploi, le succès récompensera nos efforts à la plus grande satisfaction du malade.

A Paris, où nous avons étudié, et traité nos premiers malades, plusieurs Docteurs l'ont spécialisé, ils font eux-mêmes le Massage, ce sont des élèves du Dr Mezger; ils sont convaincus parce qu'ils ont vu et obtenu d'éclatants succès.

A l'Hôtel-Dieu de Lyon, dans une clinique chirurgicale, M. le Chef du service a bien voulu nous confier l'application du Massage, nous avons la satisfaction de voir des résultats très bons, très concluants, pour le traitement des *fractures*, luxations, entorses, l'atrophie et la raideur consécutives aux phlegmons, panaris, blessures, etc.

DU MASSAGE DANS LES FRACTURES

Le Public a besoin d'être un peu renseigné sur les avantages que cette méthode procure dans les cas de fracture.

Il ya beaucoup à écrire sur cette matière pour en faire ressortir les bons résultats; mais le cadre de ce mémoire est trop restreint pour en faire la description scientifique.

Nous nous contenterons de donner quelques aperçus ;

Tous les cas de fracture ne sont pas susceptibles assurément d'être massés de la même façon. Dans les uns, nous ne pouvons intervenir que lorsque la consolidation est parfaitement acquise ; dans les autres, nous massons le membre fracturé très peu de temps après l'accident et jusqu'à la fin.

Le traitement ordinaire des fractures consiste à immobiliser le membre malade pendant le temps nécessaire pour que la consolidation soit faite, sans jamais chercher à imprimer au membre des mouvements précoces.

Qu'en résulte-t-il ? Lorsque l'appareil est levé, l'articulation voisine est raide, plus ou moins ankylosée, des adhérences se sont formées, il faut, bien souvent, des mois avant que le membre soit apte à remplir ses fonctions.

Pour les rétablir, le massage et les mouvements passifs sont fort douloureux au début ; l'atrophie et l'œdème consécutifs sont longtemps persistants.

Par l'emploi du massage, lorsque nous pouvons le faire dès le début, le résultat final est de *beaucoup meilleur* (1), l'articulation voisine et les autres sont souples, et si le massage a été bien fait, le blessé récupère rapidement tous ses mouvements et nous lui évitons ces convalescences laborieuses.

(1) Surtout dans certaines fractures (malléoles, fractures para-articulaires).

La consolidation est un peu plus vite obtenue par ce moyen, cela est encore un avantage et gagne du temps.

En effet, l'épanchement consécutif à toute fracture qui, au début, fait obstacle à la formation du cal, est étendu sur une plus large surface, diffusé au loin et, par suite, chassé dans la circulation ; le travail de réparation se fait donc mieux et plus vite, les tendons et leurs gaines conservent leur jeu, par des mouvemeuts communiqués de bonne heure, les altérations profondes des cavités articulaires sont modifiées, l'activité vivifiante du membre est entretenue et se continue, et, par suite, les mouvements s'obtiennent et la force revient de bonne heure.

Ceci est fort abrégé, mais renseigne un peu sur les avantages de la méthode.

Il faut du temps et de la patience, MM. les Chirurgiens sont chargés de besogne et ont d'autres travaux plus importants.

Dans ces circonstances, nous serons toujours à leur disposition pour appliquer nous-même le Massage, et notre concours le plus dévoué leur est assuré d'avance.

Après chaque séance, le membre est replacé délicatement et en bonne position dans l'appareil (1).

Contrairement à ce que l'on pourrait croire, *le Massage tel que nous l'appliquons n'est pas du tout douloureux*, dans les fractures, entorses, etc., nous avons eu des malades intolérants et nerveux en ville et à l'Hôtel-Dieu, ils s'en sont fort bien trouvés.

Quant à l'objection des frais de cette méthode, il faut bien se rendre compte du temps gagné.

Le blessé peut reprendre ses occup .tions bien plus tôt, et, que de positions sont compromises ou perdues par le fait de maladies longues, et surtout par l'incapacité consécutive qui rend souvent mpossible de bien remplir les charges de sa position.

(1) Dans le traitement des fractures du radius, du cubitus, nous donnons la préférence à la gouttière de Genzmer et Volkmann, et à la gouttière en ferblanc pour celles des malléoles et du peroné.

DU MASSAGE DANS L'ENTORSE ET LES LUXATIONS

C'est un fait acquis, le Massage est souverain dans l'entorse; seulement, lorsque ce cas se présente, il est de toute urgence, avant de commencer n'importe quelle manipulation, de bien diagnostiser la lésion.

Qu'est-ce que l'entorse?

Il y en a plusieurs formes : distension exagérée des ligaments; distension et quelques ruptures partielles ou complètes; compliquée, lorsqu'il y a fracture avec tous les désordres signalés plus hauts quelquefois des luxations ou subluxations les accompagnent, etc.

Le diagnostic est encore pratique peu de temps après l'accident, mais les difficultés augmentent à mesure que le gonflement se produit.

L'écueil à éviter, c'est de méconnaître les fractures qui viennent souvent compliquer l'entorse, arrachement, fracture des malléoles, fracture du péroné, etc., si le membre est malheureusement soumis à des manœuvres maladroites de la part de mains inexpérimentées, des accidents très sérieux en sont la conséquence.

Dans ce cas, il faut la traiter essentiellement comme une fracture.

Lorsque l'entorse est bien déterminée, sans accompagnement de lésions osseuses, notre méthode en a rapidement raison.

Dans quelques formes, une fois le gonflement passé, nous avons eu plein succès en faisant intervenir, avec le massage, des douches de vapeur.

Il faut toujours bien soigner l'entorse, toutes nos articulations en sont susceptibles; cet état négligé ou mal traité peut devenir la source d'un membre impotant, douloureux. C'est ce qui peut arriver de moins fâcheux, et c'est à éviter.

La douleur, dans l'entorse, est surtout produite par l'épanchement sanguin sous-périosté, au niveau des insertions des ligaments déchirés ou distendus, par la compression qu'il exerce sur les filets nerveux du périoste.

Le Massage agit d'une façon rapide sur la disparition des symptômes douloureux, parce qu'il diffuse la masse sanguine extravasée et la fait circuler soit dans les vaisseaux, soit dans les gaînes musculaires en rupturant le périoste ; celui-ci s'affaisse, les nerfs n'ont plus la compression qui existait auparavant, la douleur diminue puis disparaît complètement.

Dans les luxations, aussitôt la réduction faite, il faut intervenir d'aussi bonne heure que possible, pour hâter la résorption de l'épanchement et éviter la formation des adhérences, cet état intermédiaire qui est le commencement de l'ankylose fibreuse; il faut commencer au plus tôt à mobiliser le membre, car le traitement de la fausse ankylose est fort long et très douloureux.

Nous obtiendrons aussi des résultats sérieux dans d'autres affections ; la neurasthénie et quelques formes d'hystérie (1).

L'arthrite et l'hydartrose d'origine traumatique, l'hygroma, l'inflammation des gaines tendineuses qui rend les mouvements douloureux, les kystes synoviaux, la myosite ou enflammation des muscles sans suppuration, les contractures musculaires, crampes, torticolis, l'atrophie musculaire et les raideurs articulaires, suite de phlegmons, panaris, blessures, et à la suite des résections.

Dans toutes ces maladies, phlegmons, panaris, blessures, etc.,

(1) Voir la traduction française du traitement méthodique de la neurasthénie et de quelques formes d'hystérie, par le Dr Weir-Mitchell. Paris, 1883, O. Berthier, édit.

qui nécessitent l'immobilité du membre, les raideurs consécutives sont des plus tenaces ; et lorsque le malade est guéri, il possède un membre tout à fait impotent ; c'est dans ces cas, que l'emploi du massage, des douches et de l'électricité rend de grands services, et il faut agir le plus rapidement possible, car toutes les pommades, émollients, etc., ne font absolument rien ; il faut du massage énergique, des mouvements passifs, prudents, mais persévérants, si vous tenez à éviter le membre de bois, expression qui dépeint parfaitement cet état de raideur.

Dans la dyspepsie, paralysie intestinale, constipation opiniâtre, les fonctions naturelles sont rétablies ou bien améliorées par le massage.

Dans les affections d'origine rhumatismale, lorsque la maladie a occasionné des lésions localisées dans une jointure, l'arthrite, l'hydartrose, la période aiguë étant passée, lorsque la température est normale, avec le massage et, plus tard, les douches de vapeur aromatisées, nous obtiendrons d'excellents résultats.

La sciatique est traitée avec succès par notre méthode.

Dans les états où la forme tuberculeuse est acquise ou douteuse, nous nous abstenons toujours rigoureusement.

Comme l'année dernière, nous continuerons le traitement des malades de la région qui reviennnent d'Aix-les-Bains ou autres stations thermales et qui ont encore besoin de soins.

Les observations du Médecin traitant seront bien exécutées.

Nous accompagnons nos malades à l'établissement hydrothérapique où les douches leur sont très intelligemment données, *nous*

faisons le massage nous-même et replaçons les appareils ou bandages lorsque c'est nécessaire, de cette façon nos malades sont des mieux soignés.

Les personnes qui ne peuvent aller aux eaux, par suite de l'exigence de leur situation, commerce, etc., trouverons dans l'organisation de notre traitement tout ce qu'il faut pour obtenir un résultat dans l'intérêt de leur santé.

DE L'ÉLECTRICITÉ

MÉDICALE

C'est la deuxième partie de notre spécialité, l'une complète l'autre.

Nous ne nous étendrons pas aussi longuement, nous signalerons seulement les maladies dans lesquelles nous soulageons beaucoup ou que nous guérissons par l'application bien faite de cet agent thérapeutique.

Dans beaucoup d'affections traumatiques et rhumatismales, nous avons à combattre l'atrophie musculaire et, par suite, la faiblesse générale du membre, nous obtiendrons d'excellents résultats en appliquant, en même temps que le massage, l'électricité, sous la forme de courants induits ou continus.

D'autres affections sont aussi bien améliorées, même guéries, par l'électricité seule ou combinée ave le massage telles que : l'hémiplégie, les névralgies intercostales, sciatique, tic convulsif non douloureux, — lumbago, paralysie infantile.

L'occlusion intestinale dans certaines formes, les crampes, névroses professionnelles, rhumatisme musculaire, goutte, raideurs consécutives aux luxations, entorses anciennes ou récentes et à la coxalgie.

DES BAINS ÉLECTRIQUES (1)

Nous signalerons ces bains, soit généraux ou locaux ; ils sont souverains contre l'anémie et certaines affections rhumatismales. Dans tous les cas, le bain électrique procure aux malades un sentiment de bien-être, d'énergie, qui le leur fait réclamer fréquemment, parce qu'ils en ont ressenti les bons effets.

Il nous a donné de bons résultats dans les paralysies consécutives aux fièvre typhoïde, scarlatine et variole, on pourrait l'essayer dans la chorée ainsi que dans les névroses.

Le bain électrique est dosé par nous, selon le tempérament, depuis l'enfant jusqu'à l'homme le plus fort, il est parfaitement supporté.

NOTA

Nous faisons le traitement du Massage et les applications électriques à domicile.

Dans les autres cas où les douches et les bains électriques sont utiles, nous accompagnons nos malades à l'établissement hydrothérapique.

(1) L'appareil employé est le même que celui dont se sert M. le Dr Constantin Paul, de Paris, dans son service hospitalier.

MM. les Docteurs qui voudront bien nous confier des malades sont assurés que nous les traiterons avec conscience et dévoûment; leurs prescriptions et observations particulières seront *scrupuleusement observées*. Tous nos efforts tendront à acquérir et conserver l'estime du *Corps Médical*.

Nous espérons être encouragé dans cette voie, nous occupant *exclusivement* du traitement des affections susceptibles d'être guéries ou bien améliorées par le Massage et l'électricité, et, pour réussir, nous aurons toujours recours au Docteur, afin qu'il nous aide par ses conseils dans tous les cas sérieux qui pourraient nous être présentés directement.

Rue Mercière, 33, Lyon

Lundi, mercredi, vendredi, de 2 à 4 heures

IMPRIMERIE NOUVELLE LYONNAISE, RUE FERRANDIÈRE, 52

www.ingramcontent.com/pod-product-compliance
Lightning Source LLC
LaVergne TN
LVHW012021170826
845678LV00004BA/1590

* 9 7 8 2 3 2 9 6 3 4 3 0 2 *